Iulia Anda Hădărean

# Melhorar a qualidade de vida das crianças com excesso de peso ou obesidade

Iulia Anda Hădărean

# Melhorar a qualidade de vida das crianças com excesso de peso ou obesidade

ScienciaScripts

**Imprint**



Cover image: www.ingimage.com

This book is a translation from the original published under ISBN 978-3-659-82605-4.

Publisher:
Sciencia Scripts
is a trademark of
Dodo Books Indian Ocean Ltd. and OmniScriptum S.R.L publishing group

120 High Road, East Finchley, London, N2 9ED, United Kingdom
Str. Armeneasca 28/1, office 1, Chisinau MD-2012, Republic of Moldova, Europe
Printed at: see last page
**ISBN: 978-620-8-21364-0**

# DADOS DA LITERATURA

# OBESIDADE

## 1.1 Obesidade - noções gerais

A definição tradicional (convencional) de obesidade é "doença caracterizada pela acumulação excessiva de gordura corporal, numa proporção que é perigosa para a saúde". Pertence ao grupo de peritos da OMS que afirma que a acumulação e a distribuição da gordura corporal são variadas, acompanhadas de várias consequências para a saúde.

A definição moderna de obesidade é "doença crónica neuroquímica recorrente", caracterizada por:

- Etiologia conhecida, desequilíbrio entre a energia de entrada e a energia de saída.
- Patogénese que reconhece a perturbação dos sistemas de feedback da ingestão de alimentos, incluindo a leptina, a neuroquímica cerebral (ex. serotonina) e outros componentes do sistema neuroendócrino.
- Descrição hipertrofia e hiperplasia patológicas, acumulação típica de adipócitos e de tecido adiposo que explica o aumento de peso.
- As alterações fisiológicas induziram a secreção de produtos pelos adipócitos: citocinas, péptidos inflamatórios, angiotensinogénio e substâncias pró-coagulantes.
- Outras doenças, das quais as mais importantes são: diabetes, hipertensão, dislipidemia, doença coronária, apneia do sono e alguns cancros.

- A possibilidade de utilizar técnicas especiais para corrigir o desequilíbrio energético, de modo a que a energia ingerida seja inferior à energia consumida. [1]

A obesidade é a expressão clínica da supranutrição; segundo o Comité de Peritos da OMS (WHO / NCD / NUT, 2000), a obesidade é definida como um índice de massa corporal (IMC) superior a 30 kg / m .[2]

Os valores de IMC superiores a 25 kg / $m^2$ (limite superior da "normalidade"), mas inferiores a 30 kg / $m^2$ (entre 25 e 29,9 kg / $m^2$ ) definiram este conceito como "excesso de peso" e "peso excessivo", independentemente da etiologia ou dos dados clínicos associados a esta noção. O segundo limite corresponde, de facto, aos pontos de inflexão das curvas de risco adicional (metabólico, cardiovascular, etc.) geralmente associadas ao aumento de peso, e reflecte a proporção crescente de gordura na composição corporal (Quadro I). [2]

Tabela I. Classificação da OMS do estado nutricional de acordo com os valores de IMC (kg / m )[2]

| CATEGORIA / CLÍNICA ENTIDADES | PRINCIPAL INFLECÇÃO PONTO (ADICIONAL) |
|---|---|
| **MALNUTRIÇÃO**<br>**a) grave**<br>**b) moderada**<br>**c) luz** | **< 18,5**<br>< 16<br>16-16,99<br>17 - 18,49 |
| **NUTRIÇÃO NORMAL ESTADO** | **18,5 - 24,99** |
| **PESO SUPERIOR** | **25 - 29,99** |
| **OBESIDADE**<br>a) classe I<br>b) classe II<br>c) classe III | **≥ 30**<br>30-34,99<br>35-39,99<br>> 40 |

Nos últimos anos têm sido feitas críticas à utilização do IMC como único critério para a definição de obesidade e previsão do risco associado, sendo o principal argumento o facto de a distribuição, o tipo de células e as caraterísticas fisiológicas/fisiológicas da gordura corporal serem essenciais para a evolução e prognóstico do doente. Assim, o aumento da massa gorda visceral intra-abdominal está mais fortemente correlacionado com o risco de diabetes tipo 2 do que o IMC. Por conseguinte, para avaliar o estado nutricional, este deve ser definido por índices antropométricos que caracterizem a obesidade abdominal (perímetro da cintura), independentemente do IMC.

Um aspeto controverso é a constatação de que o IMC "normal" (riscos relativos associados à obesidade) é variável consoante a etnia da população investigados. Assim, as populações de origem asiática têm um risco metabólico maior do que as populações caucasianas para o mesmo valor de IMC. Estas diferenças não são totalmente compreendidas, mas parecem dever-se a uma composição corporal diferente e levaram à proposta de que estas populações limitassem a definição de obesidade como IMC a 23 kg/m2 (WHO Expert Consultation, 2004). Estas diferenças podem ter um significado especial no facto de a OMS estimar a prevalência global da obesidade e das co-morbilidades associadas. [2]

## 1.2 Obesidade infantil

A literatura e os estudos têm relatado uma duplicação da prevalência da obesidade em crianças no mundo nos últimos 30 anos, tanto nos países em desenvolvimento como nos países em desenvolvimento. De acordo com um estudo efectuado em 79 países, a OMS estimou que existem 250 milhões de obesos em todo o mundo, incluindo cerca de 22 milhões de crianças com menos de 5 anos de idade, sublinhando a ideia de que 50% das crianças obesas se tornarão adultos obesos.

A obesidade em crianças e adolescentes é um fator de risco para doenças cardiovasculares, hipertensão, diabetes tipo 2, apneia do sono, depressão e alguns tipos de cancro. A obesidade envolve múltiplas interações entre alterações genéticas, sociais, comportamentais, metabólicas, celulares e moleculares que resultam no equilíbrio energético. O aumento da prevalência global da obesidade e do excesso de peso deve-se, por um lado, ao aumento da ingestão energética, nomeadamente de alimentos com densidade calórica aumentada, ricos em gorduras e açúcares, e, por outro lado, à diminuição da atividade física devido ao aumento do sedentarismo.

O risco de obesidade em crianças que a desenvolveram precocemente e se tornaram adultos obesos é de 80% para as crianças com ambos os pais obesos e de 40% para as crianças com um dos pais obeso. Uma alimentação saudável e a luta contra a obesidade infantil são prioridades de saúde pública.

As crianças e os jovens são um grupo-alvo importante porque a criação de hábitos alimentares saudáveis numa fase precoce é o método mais eficaz para manter a saúde a longo prazo. [3]

## 1.3 Epidemiologia da obesidade nas crianças

### 1.3.1 Epidemiologia da obesidade infantil no mundo e na Europa

De acordo com um estudo efectuado em 79 países, a OMS estimou que existem 250 milhões de pessoas obesas em todo o mundo, das quais cerca de 22 milhões são crianças com menos de 5 anos. O estudo refere que 50% das crianças obesas tornar-se-ão adultos obesos; as estimativas da OMS para 2025 apontam para 300 milhões de obesos em todo o mundo. [4,5]

Na maioria dos países da Europa Ocidental, a obesidade tem uma frequência de 10-25%; a IOTF (International Obesity Taskforce) refere que 1 em cada 10 crianças tem excesso de peso, o que resulta num total de 155 milhões, dos quais 30-45 milhões são obesos. O relatório salienta que a prevalência da obesidade nas crianças está a aumentar nos países do Sul. [6]

**Inglaterra**: em 1999, a prevalência de excesso de peso passou de 22% em 6 anos para 31% em 15 anos, enquanto a obesidade aumentou de 10% para 17%. [7]

**Alemanha**: um estudo realizado durante mais de 20 anos revelou uma dinâmica semelhante; o excesso de peso aumentou de 10% para 16,3% entre 1975-1995, com maior frequência nas raparigas. Durante o mesmo período, a obesidade aumentou de 5,3% para 8,2%. [8]

**França**: em 2000-2001, um estudo efectuado num grupo de crianças mostrou que a prevalência da obesidade é de cerca de 3,8%, enquanto o excesso de peso é de 14%.

**Na Grécia, a** prevalência do excesso de peso nos rapazes é de 18,1%, enquanto nas raparigas é de 16,8%; a prevalência da obesidade é de 11,2% nos rapazes e de 11,4% nas raparigas com idades compreendidas entre os 2 e os 6 anos.

**Itália**: estudos recentes mostram que 36% das crianças de 9 anos têm excesso de peso ou são obesas.

**Espanha**: 27% das crianças são obesas; um estudo realizado entre 1998 e 2000 mostrou que a prevalência de excesso de peso é de 31,4% para os rapazes e 32,4% para as raparigas, enquanto a obesidade é uma percentagem de 10,4% para os rapazes e 10,2% para as raparigas. [6]

A prevalência mais baixa de obesidade verifica-se na Bulgária, com 2,2% nas raparigas, seguida da Suíça com 2,4%, dos Países Baixos com 2,6% e da Noruega com 3%, de acordo com os relatórios do NHANES. [7]

O ambiente do Obezogen também se tornou epidémico, o que explica os 430 genes encontrados até agora, "onda" de obesidade.

Eis alguns bons exemplos, todos americanos. O consumo de alimentos em

restaurantes e fast food aumentou 18 vezes em relação a 1970.
Um hambúrguer típico tornou-se seis vezes mais volumoso em 2003 em comparação com 1957 e aumentou o seu conteúdo calórico de 210-680 kcal. Entre os legumes consumidos pelos americanos, 25% são batatas fritas [8]. O número de restaurantes de comida rápida duplicou entre 1972 e 1997 e, por cada 10% de aumento do seu número, registou-se um aumento de 9% da obesidade. Hoje em dia, os americanos gastam 100 mil milhões de dólares neste tipo de restaurantes, metade do dinheiro destinado à alimentação, em comparação com 6 mil milhões em 1970, uma vez que o consumo calórico nos EUA aumentou de 3250 kcal/dia em 1970 para 3800 kcal/dia em 1998, enquanto o consumo de açúcar cresceu 20%.
Com a introdução do óleo de soja e do xarope de milho com elevado teor de frutose, os alimentos tornaram-se mais baratos e as porções maiores, com maior densidade calórica [9]. Ao mesmo tempo, há uma abundância de alimentos preparados ou cozinhados. Estes são preferidos pela maioria das famílias, tanto pelo preço como pela crescente falta de tempo livre para preparar as suas refeições. Com o aumento do valor do tempo nos últimos 30 anos, uma das consequências é o facto de não se passar tempo suficiente a preparar as refeições em casa. O fenómeno está ligado à "morte" do tempo oficial dedicado às refeições em família. Desapareceu, e a refeição feita na solidão, geralmente fora de casa, a ingestão calórica afecta o autocontrolo [9].
Num dia típico, 40% dos adultos americanos comem em restaurantes, cujas vendas para 2004 deverão ultrapassar os 440 mil milhões de dólares. De facto, os americanos gastam anualmente / pessoa 920 dólares. O ambiente preocupa-os, como é natural, e as crianças americanas. Todos os anos gastam 13 mil milhões de dólares na sua alimentação. 70% das crianças com idades compreendidas entre os 6 e os 8 anos pensam que comer em restaurantes de fast food é mais saudável do que em casa [10].
Quando comem fast-food, a ingestão calórica é superior em 187 kcal, o que, segundo um relatório que, em média, as crianças vêm aqui de três em três dias, o peso extra é de 2,4 quilogramas por ano. Por cada hora passada na televisão, regista-se um aumento de 6% na prevalência da obesidade [10].
Nas escolas, as crianças "procuram" 10-15% das calorias em máquinas automáticas,

em contrapartida, apenas três minutos/dia são de actividades "aeróbicas". Apenas 17% das crianças vão para a escola a pé e, se a distância for inferior a 1 milha, 28% fazem-no. De facto, 44% dos americanos acreditam que caminhar até casa em qualquer direção é difícil, o que explica a diminuição de 42% nos últimos 20 anos. Quando o fazem, em 75% dos casos não excede uma milha. Uma das razões, para além da comodidade das pessoas, é a falta de zonas pedonais nas cidades, obrigando-as a utilizar o automóvel. Mas a cada hora passada num carro, a probabilidade de se tornar obeso aumenta em 6%. Em contrapartida, com cada quilómetro de caminhada diária, a probabilidade de obesidade diminui em 5%. [11]

### 1.3.2 Epidemiologia da obesidade em crianças na Roménia

A prevalência da obesidade nas crianças tem aumentado rapidamente nos últimos 20 anos. Um estudo que avaliou a prevalência de excesso de peso e obesidade em crianças dos 7 aos 11 anos dos condados do nordeste da Moldávia (os condados de Iasi e Neamt), utilizando os critérios da International Obesity Task Force (IOTF), revelou uma prevalência de 24,5% comparável à da Bulgária, França e Suíça. A prevalência da obesidade em crianças de ambos os sexos na Roménia é muito elevada (7%) e comparável à de Chipre e da Grécia.

No nordeste da Roménia, a prevalência de excesso de peso (e obesidade) é de 18,5% (7,7%) nos rapazes e de 15,9% (6,8%, respetivamente) nas raparigas. A prevalência do excesso de peso e da obesidade é duas vezes mais elevada nas áreas urbanas (28,5%) do que nas rurais (12%). No sudoeste da Roménia (condado de Timis), um estudo realizado num grupo de 1.400 crianças em idade escolar, com idades compreendidas entre os 10 e os 19 anos, utilizando as curvas da Organização Mundial de Saúde (OMS) em 2007, relatou uma prevalência de obesidade de 8,2% e 18,3% de excesso de peso. [12]

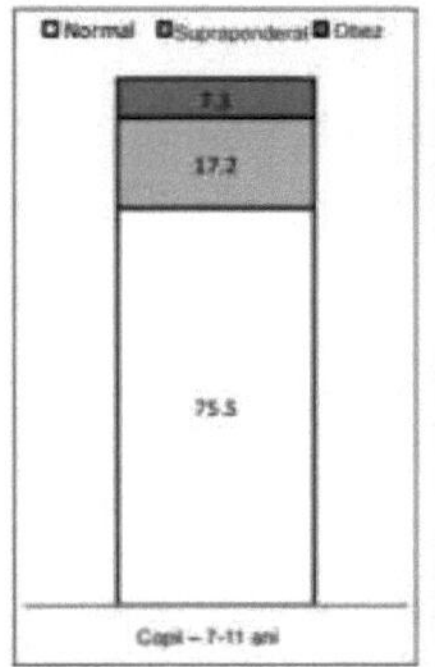

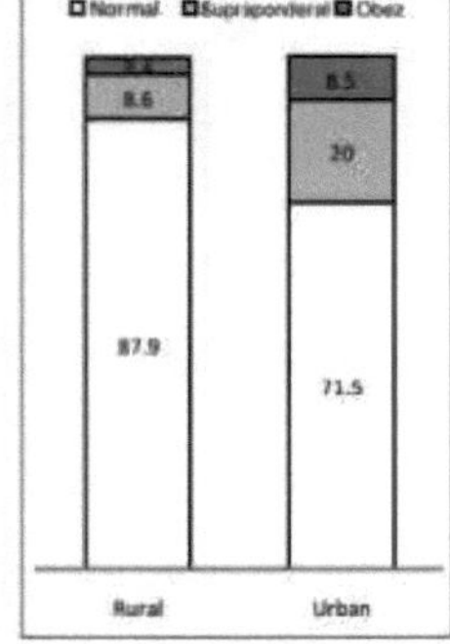


Figura 1. Prevalência de excesso de peso e obesidade em crianças de 7-11 anos do nordeste da Roménia (N = 800) [12]

A primeira investigação HSBC na Roménia teve lugar em 2005-2006 (estudo publicado num relatório da IASO, Londres, 2009), em crianças com idades compreendidas entre os 11 e os 15 anos; mostrou que a prevalência de excesso de peso era de 14,7% para as raparigas e 8,7% para os rapazes. [13]

## 1.4 Etiopatogenia da obesidade nas crianças

A obesidade é uma condição plurifactorial, tendo o seu aparecimento múltiplas interações genéticas, neuroendócrinas, sociais, comportamentais, fisiológicas ou uma combinação destas (alteração da ação enzimática), metabólicas, celulares e moleculares que levam a alterações no balanço energético. [14]

Embora a obesidade tenha uma etiologia multifatorial, está sobretudo ligada a um aporte energético específico superior às necessidades do organismo. A ingestão excessiva de alimentos leva a um excesso de armazenamento de energia sob a forma de triglicéridos no tecido adiposo, o que

aumento do volume e/ou do número de adipócitos. O excesso de peso ocorre apenas quando a ingestão de energia é maior num período curto do que o consumo.

As interações complexas que causam a obesidade poligénica provam que os factores genéticos, sociais, comportamentais e ambientais podem influenciar a obesidade (Quadro 2).

Tabela 2. Factores etiopatogénicos da obesidade, segundo BASDEVANT (1996)

| **Factores genéticos ou constitucionais** | **Factores predisponentes** | **Accionadores** | **Ganhar ou manter factores** |
|---|---|---|---|
| | História familiar | Alterações do estado hormonal | Hiperplasia da gordura |
| | Limite superior de peso da normalidade | | Hiperinsulinismo |
| | Eficiência metabólica | | Resistência à insulina |
| | Hiperatividade stress neuroendócrino | | |
| | Excesso de peso na infância | | |
| **Factores ambientais** | Estilo de vida sedentário | Stress | |
| | Frequência e composição das refeições | Estilo de vida ou dieta | |
| | O nível socioeconómico | Disfunção do comportamento alimentar | |
| | Estilo de vida | Depresão | |
| | | Drogas | |

O risco de as crianças obesas nos primeiros anos se tornarem adultos obesos é de 80% para as crianças cujos pais são obesos e de 40% para as que têm um dos pais obeso. Os bebés de mães obesas podem frequentemente desenvolver obesidade a longo prazo. [14]

Existem genes envolvidos na diferenciação do tecido adiposo, cuja mutação pode conduzir à obesidade, acelerando a diferenciação dos adipócitos e aumentando o armazenamento de gordura: $\gamma 2$ PPAR (papel na diferenciação do tecido adiposo) - a mutação num gene ob, localizado no braço longo do cromossoma 7, predispõe à obesidade; o gene FTO foi descoberto através do estudo de um grupo de 39 000 pessoas pertencentes à raça caucasiana.

Em 1994, o gene da obesidade que codifica a leptina foi descoberto em ratinhos. A leptina é regida por numerosos factores ambientais e influências hormonais. É um regulador da ingestão alimentar e do metabolismo das gorduras e dos hidratos de carbono, estimulando o sistema reprodutor, o início da puberdade, o processo de regulação do crescimento (estimulando a secreção da hormona somatotrópica) e o sistema imunitário. Os níveis séricos de leptina variam consoante a idade e o sexo e estão correlacionados com o tecido adiposo do corpo.

**Factores genéticos** - idade: a obesidade pode ocorrer em qualquer altura, mas existem alguns períodos "obesogénicos" relacionados com o desenvolvimento e a alteração da gordura corporal: pré-nascimento, infância, puberdade, adolescência feminina.

**Factores neurológicos**: lesões do SNC, adenovírus AD 36

**Factores psicológicos**: um papel importante no aumento da ingestão alimentar através de distúrbios impulsivos do comportamento alimentar.

**Factores comportamentais**: aumento da ingestão de alimentos (procura de alimentos), comportamento sedentário, redução do consumo de energia.

**Factores relacionados com medicamentos:** corticosteróides, anti-histamínicos, fenotiasina, tricíclicos.

**Factores metabólicos**

**Factores endócrinos**

**Os factores ambientais** são: a disponibilidade de alimentos (ricos em calorias, hábitos alimentares deficientes, hábitos alimentares familiares) e influências sociais, culturais e familiares. A ingestão excessiva de alimentos é obviamente o principal fator com um papel na génese da obesidade exógena e na sua perpetuação. Para idades mais avançadas, estudos demonstraram que as preferências alimentares das crianças são muito semelhantes às dos seus pais. O ambiente alimentar atual é obesogénico, sendo rico em açúcares e gorduras; alterações alimentares para as crianças: qualitativas e quantitativas, alimentos sólidos, porções grandes de fast food. As estações do ano influenciam o consumo de energia, sendo o consumo mais elevado na primavera. As crianças passam mais tempo em frente à televisão e ao ecrã do computador do que a fazer mais atividade física. 83% das crianças vêem televisão mais de 5 horas por dia, 34% passam mais de 4 horas por dia em frente ao computador, 25% são completamente sedentários e apenas 26% participam em actividades físicas escolares [15].

## 1.5 Consequências da obesidade nas crianças

As complicações da obesidade em crianças podem ser classificadas como médicas ou psicossociais, como mostra a Figura 2.

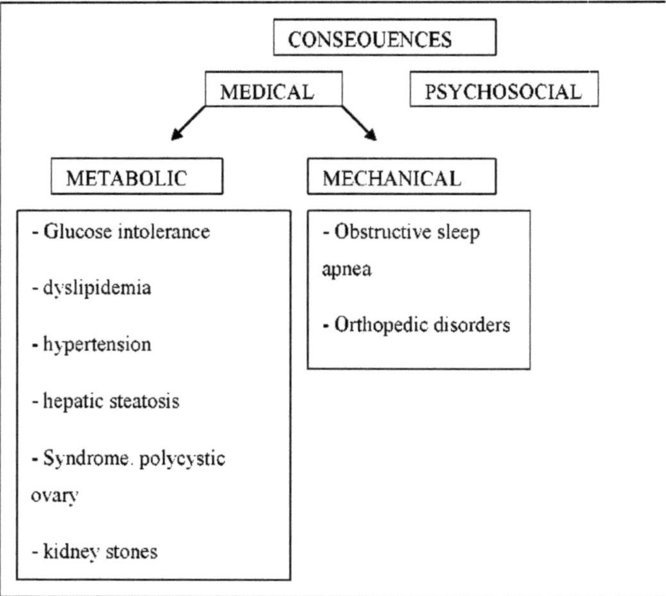


Figura 2. Classificação das complicações médicas e psicossociais da obesidade em crianças

**Consequências médicas**

As consequências médicas podem ser classificadas em metabólicas e mecânicas. As duas principais complicações mecânicas são a apneia obstrutiva do sono e as perturbações ortopédicas. As complicações metabólicas têm sido amplamente estudadas em adultos e as crianças com excesso de peso estão a voltar-se para a investigação mais recente. As complicações podem tornar-se aparentes apenas após alguns anos, mas as metabólicas podem já estar em curso e continuar a afetar o organismo.

### 1.5.1 Resistência à insulina e intolerância à glucose

A obesidade nas crianças está associada à resistência à insulina, que pode levar à intolerância à glicose (glicemia de jejum diminuída, tolerância à glicose diminuída e diabetes), dislipidemia e hipertensão, síndrome dos ovários policísticos e esteato-hepatite não alcoólica.

A diabetes tipo 2 é uma doença metabólica complexa de etiologia heterogénea Factores de risco sociais, comportamentais e ambientais. Os recentes aumentos observados na prevalência da diabetes ocorreram demasiado depressa para serem o resultado de um aumento da frequência dos genes, o que realça a importância dos factores ambientais. [18]

É verdade que a prevalência da diabetes de tipo 2 nas crianças está a aumentar em muitas partes do mundo, o que é atribuído ao nosso ambiente atual. Há 10 anos, menos de 10% da diabetes em crianças e atualmente 1/3 do número total de diabetes é do tipo 2, aumentando o risco do início da puberdade. [16]

A diabetes tipo 2 em crianças e adolescentes está a tornar-se uma grande preocupação para a saúde a nível mundial. Devido ao reconhecimento relativamente recente deste problema, muitas crianças com diabetes de tipo 2 de início recente podem ser incorretamente diagnosticadas como tendo diabetes de tipo 1. Por outro lado, à medida que a população ganha excesso de peso, os adolescentes com excesso de peso com diabetes de tipo 1 podem ser incorretamente diagnosticados como tendo diabetes de tipo 2. A diabetes tipo 2 está frequentemente associada a factores de risco para doenças cardiovasculares, que podem já estar presentes aquando do diagnóstico, sendo extremamente importante a normalização da glicemia e o tratamento da hipertensão e da dislipidemia. [17]

Até há pouco tempo, a diabetes tipo 1 era o único tipo de diabetes prevalente nas crianças, pensando-se que apenas 1-2% das crianças tinham diabetes tipo 2 ou outras formas raras de diabetes. Relatórios recentes indicam que 8-45% das crianças com diabetes recentemente diagnosticadas têm diabetes tipo 2. As alterações parecem depender das percentagens baseadas na raça/etnia e na estratégia de amostragem.

As pessoas com diabetes tipo 2 podem ter apresentações clínicas indistinguíveis das dos doentes com diabetes mellitus tipo 1. Isto é relevante porque, à medida que o número de crianças com diabetes tipo 2 aumenta, torna-se cada vez mais importante classificar corretamente a sua diabetes para que se possa estabelecer uma terapêutica adequada.

A qualificação inicial baseia-se normalmente no quadro clínico. Normalmente, as crianças com diabetes tipo 1 têm excesso de peso e sofreram recentemente uma perda de peso, poliúria e polidipsia. No entanto, como as populações mundiais estão a tornar-se cada vez mais obesas, a percentagem de crianças com diabetes tipo 1 que são obesas está a aumentar. Não menos de 24% têm excesso de peso aquando do diagnóstico. As crianças com diabetes tipo 1 têm geralmente uma duração mais curta dos sintomas e frequentemente cetose; 30-40% têm um quadro de cetoacidose.

Em contraste, a maioria das crianças com diabetes tipo 2 tem excesso de peso ou obesidade no momento do diagnóstico e apresenta glicosúria sem cetonúria, poliúria ausente ou ligeira, polidipsia e pouca ou nenhuma perda de peso.

As crianças com diabetes de tipo 2 têm geralmente um historial familiar de diabetes de tipo 2[18].

A puberdade parece desempenhar um papel importante no desenvolvimento da diabetes de tipo 2 nas crianças. Durante a puberdade, há uma resistência à ação da insulina, resultando em hiperinsulinemia. Após a puberdade, a insulina basal e estimulada está a diminuir.

A hormona do crescimento e os esteróides sexuais foram considerados como candidatos a causar resistência à insulina durante a puberdade. O facto de os esteróides sexuais se manterem elevados durante algum tempo após a puberdade, a resistência à insulina diminuiu os esteróides sexuais, tornando-os uma causa provável da resistência à insulina. Em vez disso, os níveis de hormona do crescimento durante a puberdade transitória elevam-se, o que, por sua vez, diminui a ação da insulina. Tendo em conta esta informação, não é surpreendente que a idade de pico da diabetes tipo 2 coincida com o advento da puberdade. Num indivíduo que tenha uma predisposição genética para a resistência à insulina, juntamente com a exposição a factores ambientais, pode deslocar o equilíbrio de um estado de hiperinsulinemia compatível com uma tolerância normal à glicose para uma secreção de insulina inadequada e uma tolerância à glicose diminuída, que continua para além da puberdade.

O efeito adverso da obesidade no metabolismo da glucose é evidente desde a infância. Em crianças saudáveis, a adiposidade total representa 55% da variação da sensibilidade à insulina. As crianças com hiperinsulinemia e obesas têm 40% menos glicose estimulada pela insulina do que as crianças com peso normal. Além disso, a quantidade de gordura visceral nos adolescentes obesos está diretamente correlacionada com a hiperinsulinemia basal e inversamente correlacionada com a sensibilidade à insulina. Quando o IMC aumenta, diminui o metabolismo da glucose estimulado pela insulina.

Nestas crianças, a relação inversa entre a sensibilidade à insulina e a gordura abdominal é mais forte na gordura visceral do que na gordura subcutânea. Num estudo realizado durante 7 anos em doentes com 18 anos ou mais, o melhor preditor do crescimento das concentrações de insulina e de glicose foi o aumento do IMC. [18]

### 1.5.2 Hipertensão

Até há pouco tempo, a hipertensão primária em crianças era considerada rara, mas tornou-se comum em investigações recentes associadas à obesidade. As crianças com obesidade correm um risco acrescido de desenvolver hipertensão em comparação com as crianças com peso corporal normal. Para além disso, o risco de desenvolver hipertensão em crianças aumenta ao longo de toda a gama de valores de IMC.

Cerca de 20-30% das crianças obesas com idades compreendidas entre os 5 e os 11 anos apresentavam uma pressão arterial sistólica e diastólica mais elevada.
Tal como nos adultos, uma combinação de factores, incluindo a resistência à insulina, o excesso de trabalho do sistema nervoso simpático, a ativação do sistema renina-angiotensina que leva a um aumento da reabsorção renal de sódio e as anomalias vasculares na estrutura e nas funções podem contribuir para a hipertensão relacionada com a obesidade nas crianças. A pressão arterial em adolescentes com obesidade parece ser sensível à ingestão de sódio. Os benefícios da perda de peso e da redução da pressão arterial foram demonstrados em estudos observacionais e de intervenção. [18]

### 1.5.3 Dislipidemia

A resistência à insulina está associada a níveis elevados de colesterol total, colesterol LDL e níveis de triglicéridos em crianças obesas. Embora o colesterol HDL tenha sido correlacionado com a gravidade da obesidade, foi negativamente correlacionado com o péptido C, os níveis de leptina e a idade. [16]
As crianças com obesidade correm um risco muito maior de desenvolver outras doenças associadas à dislipidemia, em comparação com as de peso normal. As que apresentam os valores mais elevados de IMC e a menor taxa de atividade física realizada têm colesterol HDL baixo, triglicéridos elevados, o que indica um risco elevado de síndrome metabólica. [19]
Atualmente, o interesse e a atenção pelos factores de risco cardiovascular são cada vez maiores. Está demonstrado que os factores comportamentais e biológicos destas doenças podem ocorrer na infância. Um dos aspectos mais importantes da saúde das crianças é a prevenção.
O aumento da prevalência da taxa de risco de obesidade infantil requer a identificação de intervenções preventivas. A dislipidemia em crianças e adolescentes é definida como: os níveis de colesterol total, colesterol LDL e/ou triglicéridos devem ser superiores ao percentil 95 ou o colesterol HDL deve ser inferior ao

percentil 5 para a idade e sexo específicos de cada indivíduo. Outras medidas antropométricas importantes são a circunferência da cintura, a circunferência da anca, a relação cintura/quadril e a relação cintura/altura. [20]

Estudos recentes demonstraram que existe uma associação entre os índices antropométricos e os factores de risco cardiovascular nas crianças. Tal como nos adultos, a gordura abdominal pode aumentar o risco de complicações como a dislipidemia, a glicemia elevada e a hipertensão. Alguns resultados mostraram uma associação entre obesidade abdominal e aumento do colesterol LDL, baixo colesterol HDL e hipetrigliceridemia em crianças.

O aumento da gordura visceral está associado ao aumento da secreção de gordura da ECISION, hiperinsulinemia, resistência à insulina, hipertensão e dislipidemia. [20]

### 1.5.4 Síndrome Metabólica

A síndrome metabólica refere-se a uma constelação de perturbações metabólicas que incluem hiperglicemia, hipertensão, obesidade visceral e dislipidemia.

A gordura visceral entra no sistema portal e os ácidos gordos induzem uma resistência à insulina no fígado e no músculo significativa e uma secreção anormal de insulina pelas células pancreáticas.

Não há dados para definir a síndrome metabólica em crianças, o seu valor na previsão do futuro só pode ser retirado de estudos efectuados em adultos. É necessário prestar atenção a estas complicações metabólicas porque conduzem a doenças cardiovasculares prematuras, morte prematura, e as intervenções agressivas podem reduzir o risco de eventos potencialmente fatais. [16]

A importância de identificar rapidamente o risco de desenvolver síndrome metabólica, diabetes tipo 2 ou doença cardiovascular não deve ser subestimada. A presença de diabetes gestacional, o baixo peso à nascença, as práticas alimentares dos bebés, a presença de excesso de tecido adiposo e factores genéticos podem contribuir para o aumento do risco da criança. O facto de ser criado num ambiente "obezogénico" também pode ter um impacto. [21]

### 1.5.5 Doença hepática gorda não alcoólica

A esteatose hepática não alcoólica abrange uma vasta gama de condições, desde a esteatose simples à esteato-hepatite e à cirrose hepática. Caracteriza-se por um aumento das enzimas hepáticas.

O mecanismo patogénico é uma combinação de resistência à insulina, hiperlipidemia e aumento do stress oxidativo. A resistência à insulina resulta num aumento dos níveis de insulina, que estimula a síntese de ácidos gordos nos hepatócitos, o que pode causar um aumento da lipólise, bem como hipertrigliceridemia e uma maior absorção de ácidos gordos pelas células hepáticas. O resultado é a acumulação de triglicéridos nos hepatócitos, que gera radicais livres, provocando a peroxidação lipídica, que pode levar à morte celular e à fibrose.

Embora a maioria dos doentes com transaminases hepáticas elevadas tenha uma esteatose hepática simples sem inflamação ou fibrose, um número significativo pode ter esteato-hepatite que pode levar à cirrose.

Esteatose hepática não alcoólica consequências metabólicas da obesidade e uma causa comum de doença renal crónica em crianças. [16]

# DIAGNÓSTICO OBESIDADE EM CRIANÇAS

## 2.1 A importância da exatidão das medições

A precisão e a fiabilidade das medições são fundamentais para a monitorização do crescimento. Um grande número de estudos demonstrou um aumento da frequência de medições de crescimento inadequadas.

As medições fiáveis têm três componentes:

- técnica de medição normalizada;
- equipamentos de qualidade regularmente calibrados;
- pessoas formadas, preparadas e com uma técnica precisa;

Para compilar dados fiáveis, é necessário equipamento, apenas uma técnica avançada e diagramas precisos, informações sobre o equipamento e as técnicas adequadas para medir e pesar.

As medidas de uma criança devem ser consistentes e adequadas à idade e ao sexo registados ou a um gráfico de crescimento, sendo depois analisadas e discutidas para identificar quaisquer irregularidades. Os erros ou anomalias nas medições podem ajudar a identificar oportunidades perdidas em matéria de crescimento e nutrição. [22]

## 2.2 Medição do IMC

O IMC, peso corporal uma medida da altura ajustada, é uma ferramenta útil para avaliar a gordura corporal . O IMC é definido como o peso (em quilogramas) dividido pelo quadrado da altura (em metros). Os seus níveis estão correlacionados com a gordura corporal e com diferentes riscos para a saúde, especialmente os cardiovasculares.

Um IMC elevado pode prever níveis elevados de gordura corporal e um risco acrescido de mortalidade.

Embora o IMC não meça diretamente a gordura corporal e possa levar a uma avaliação incorrecta da adiposidade, é aceite como uma medida clínica validada e pode ser utilizado para medir crianças.

Nas crianças, a distribuição do IMC altera-se com a idade, enquanto a altura e o peso se alteram. Consequentemente, embora o IMC seja adequado para prever o peso corporal em adultos e crianças, é necessário que seja interpretado com base em percentis específicos para a idade e o sexo, a fim de definir o peso insuficiente, o peso normal, o excesso de peso ou a obesidade nas crianças. [23]

## 2.3 Pontos de fronteira em pediatria

A utilização de dois pontos de limitação, do percentil 85 do IMC ao percentil 95, capta diferentes níveis de risco e minimiza tanto o subdiagnóstico como o sobrediagnóstico.

Quando o IMC é superior ao percentil 85 de gordura corporal, é provável que exponha o seu filho a diferentes riscos. Quando o IMC é superior ao percentil 95, o nível de gordura corporal pode ser muito elevado. Um IMC entre o percentil 85 e o 94 localizado predispõe a riscos para a saúde que variam consoante a composição corporal, a trajetória do IMC, a história familiar e outros factores. Existem valores definidos de IMC para o grupo etário dos 2 aos 17,5 anos, o que permite prever a obtenção de 25 e 30 de IMC, quando atingem a idade de 18 anos. (Quadro 4) Estes pontos limite mantêm-se inalterados desde 1998, com base nas recomendações do Comité de Peritos e nas recomendações do Instituto de Medicina do CDC.

O Comité sugeriu que, quando o IMC é superior ao percentil 95, o termo "obesidade" deve substituir "excesso de peso" e quando o IMC se situa entre o percentil 85 e 94, "excesso de peso" deve substituir "em risco de excesso de peso". (Quadro 3)

O termo "obesidade" denota um excesso de gordura muito mais seguro e reflecte mais adequadamente as questões de risco do que o tempo de "excesso de peso", que não é reconhecido como um termo médico que reflecte um nível aumentado de gordura corporal.

O termo "excesso de peso" acima do peso médio reflecte tanto a grande massa muscular como a gordura corporal em grande quantidade, pelo que é adequado para a categoria de percentis 85-94, que inclui uma elevada percentagem de crianças gordas e aquelas com MASP muscular desenvolvido com um risco mínimo de danos para a saúde.

Tabela 3. Terminologia Categorias de IMC

| IMC Categoria | Terminologia formal | Terminologia recomendada |
|---|---|---|
| <5º percentil | desnutrição | desnutrição |
| Percentil 5-84 | peso normal | peso normal |
| Percentil 85-94 | risc para excesso de peso | excesso de peso |
| ≥ percentil 95 | excesso de peso ou obesidade | obesidade |

[23]

Tabela 4. Pontos de limitação internacionais para excesso de peso/obesidade definidos pelo IMC, sexo e idade entre 2-18 anos, definidos para atingir valores de 25 e 30 aos 18 anos, obtidos a partir de dados fornecidos pelo Brasil, Grã-Bretanha, Hong Kong, Países Baixos e Estados Unidos Singapura

| | IMC 25 kg/m² | | IMC 30 kg/m² | |
|---|---|---|---|---|
| **Idade (anos)** | **Masculino** | **Feminino** | **Masculino** | **Feminino** |
| 2 | 18,41 | 18,02 | 20,09 | 19,81 |
| 2,5 | 18,13 | 17,76 | 19,80 | 19,55 |
| 3 | 17,89 | 17,56 | 19,57 | 19,36 |
| 3,5 | 17,69 | 17,40 | 19,39 | 19,23 |
| 4 | 17,55 | 17,28 | 19,29 | 19,15 |
| 4,5 | 17,47 | 17,19 | 19,26 | 19,12 |
| 5 | 17,42 | 17,15 | 19,30 | 19,17 |
| 5,5 | 17,45 | 17,20 | 19,47 | 19,34 |
| 6 | 17,55 | 17,34 | 19,78 | 19,65 |
| 6,5 | 17,71 | 17,53 | 20,23 | 20,08 |
| 7 | 17,92 | 17,75 | 20,63 | 20,51 |
| 7,5 | 18,16 | 18,03 | 21,09 | 21,01 |
| 8 | 18,44 | 18,35 | 21,60 | 21,57 |
| 8,5 | 18,76 | 18,69 | 22,17 | 22,18 |
| 9 | 19,10 | 19,07 | 22,77 | 22,81 |
| 9,5 | 19,46 | 19,45 | 23,39 | 23,46 |
| 10 | 19,84 | 19,86 | 24,00 | 24,11 |
| 10,5 | 20,20 | 20,29 | 24,57 | 24,77 |
| 11 | 20,55 | 20,74 | 25,10 | 25,42 |

| 11,5 | 20,89 | 21,20 | 25,58 | 26,05 |
|---|---|---|---|---|
| 12 | 21,22 | 21,68 | 26,02 | 26,67 |
| 12,5 | 21,56 | 22,14 | 26,43 | 27,24 |
| 13 | 21,91 | 22,58 | 26,84 | 27,76 |
| 13,5 | 22,27 | 22,98 | 27,26 | 28,20 |
| 14 | 22,62 | 22,34 | 27,63 | 28,57 |
| 14,5 | 22,96 | 23,66 | 27,98 | 28,87 |
| 15 | 23,29 | 23,94 | 28,30 | 29,11 |
| 15,5 | 23,60 | 24,17 | 28,60 | 29,29 |
| 16 | 23,90 | 24,37 | 28,88 | 29,43 |
| 16,5 | 24,19 | 24,54 | 29,14 | 29,56 |
| 17 | 24,46 | 24,70 | 29,41 | 29,69 |
| 17,5 | 24,73 | 24,95 | 29,70 | 29,84 |
| 18 | 25 | 25 | 30 | 30 |

[24]

## 2.4 Gráficos de crescimento

Os gráficos de crescimento são representações gráficas de uma população de medições corporais que ajudam a avaliar o tamanho e a forma do corpo, observando apenas os padrões de desempenho do crescimento. São utilizados para avaliar e monitorizar crianças individuais e toda a população no ano de rastreio.

Serve como um componente do crescimento holístico e da sua gestão. Não é um instrumento de diagnóstico e deve ser sempre utilizado em complemento de outras informações aquando da avaliação da saúde de uma criança.

O mapa do crescimento ideal basear-se-á em dados longitudinais recolhidos e deverá ser representativo das crianças cuja alimentação e cuidados cumprem razoavelmente as práticas recomendadas.

Como não existiam mapas de crescimento geográfico em 1978, a OMS (Organização Mundial de Saúde) adoptou para uso internacional os mapas de crescimento do NCHS (American National Centre for Health Statistics). Estes mapas foram desenvolvidos com dados de crianças americanas (com idades entre os 2 e os 18 anos), recolhidos em cinco ocasiões entre 1963 e 1974. Os mapas de crescimento para bebés e crianças pequenas (do nascimento aos 36 meses) foram baseados em dados recolhidos num estudo regional, em indivíduos alimentados com leite em pó. Em maio de 2000, estes mapas foram substituídos pelo NCHS, outros 16 mais recentes e melhorados pelo CDC (Centers for Disease Control and Prevention). O

CDC reviu os mapas de crescimento, incluindo mais informações e dados actuais. Acrescentaram também curvas de crescimento e o IMC para idades superiores a 2 anos, para avaliar o peso em função da altura. [22]

### 2.4.1 Mapas NCHS (1977)

Os mapas CHS (Centro Nacional de Saúde e Estatística dos EUA) foram utilizados para monitorizar o crescimento e o desenvolvimento das crianças na Austrália de 1970 a 2000. Estas referências foram feitas utilizando dados transversais dos estudos NHES II, III e NHANES I. O pressuposto do NHES era que os dados tinham sido obtidos de um grupo não representativo de crianças, que eram maioritariamente alimentadas artificialmente, e que as medições não tinham sido feitas corretamente. [25]

### 2.4.2 Gráficos de crescimento do CDC (2000)

Em 2000, os Centers for Disease Control, Atlanta (CDC) produziram um conjunto revisto de gráficos de crescimento (http://www.cdc.gov/growthcharts/ Acesso em 13/06/15). Estes baseavam-se em dados mais recentes do que os do NCHS. A recolha de dados teve lugar entre 19631994 em 5 estudos seccionais. As crianças com baixo peso à nascença (<1500g) foram excluídas dos estudos porque se sabe que se desenvolvem de forma diferente das crianças com peso normal à nascença. Os dados dos 5 estudos foram combinados com um objetivo de 400-500 representados para cada grupo, a fim de gerar uma curva de crescimento precisa. Foram desenvolvidas curvas de crescimento adicionais com base no IMC e no peso em função da altura. [25]

### 2.4.3 Mapas de crescimento OMS (Organização Mundial de Saúde) para 0-5 anos

Em 2006, a OMS, Organização Mundial de Saúde, publicou um novo conjunto de gráficos de crescimento com base nos dados do MGRS (Multicenter Growth Reference Study) (Acedido em 13 http://www.who.int/childgrowth/standards/en/ / 06/15). [26] Isto deveu-se ao facto de se saber que as crianças alimentadas com alimentos artificiais crescem a um ritmo diferente das crianças alimentadas com alimentos artificiais (gráficos de crescimento do CDC utilizados em). Utilizando dados de sete estudos longitudinais baseados no desenvolvimento infantil, confirmou-se que a alimentação natural durante pelo menos 12 meses cresceu mais rapidamente nos primeiros 2 meses e em menos de 3 meses, até aos 12 meses. A OMS recomenda a aplicação de gráficos padrão para todas as crianças do mundo, independentemente da etnia, do estatuto socioeconómico ou do tipo de alimentação. [27]

### 2.4.4 Mapas de crescimento OMS (Organização Mundial de Saúde) para 5-20 anos

Os gráficos de crescimento para crianças com mais de 5 anos foram lançados em 2007. [28]. Esta decisão foi tomada porque os dados agrupados para as crianças com menos de 5 anos não são aplicáveis às crianças com mais de 5 anos, uma vez que não é possível controlar os factores ambientais que podem interferir com o desenvolvimento. Depois de analisar 115 conjuntos de dados disponíveis em 45 países, as referências de crescimento NCHS / OMS 1977 foram reconstruídas utilizando 22.917 cópias dos seus dados combinados com os de cinco estudos transversais. [27]

## 2.5 Interpretação dos gráficos de crescimento

Para interpretar os gráficos de crescimento são necessários profissionais competentes, com formação na utilização e interpretação do equipamento.

O mapa de crescimento das medidas empilhadas descreve a sua extensão e pode ser utilizado para determinar se existe ou não risco nutricional, mas não descreve o seu desenvolvimento. Para descrever o desenvolvimento de uma criança, é necessária uma série de medições ao longo do tempo, colocadas numa elevação de papel. Classificar o crescimento implica fazer a trajetória de acordo com o peso para a altura, o comprimento para a idade e o peso comparado com a altura ou o IMC para a idade (os maiores de 2 anos) para determinar se uma criança aumenta monotonicamente com as curvas estabelecidas ou para além delas (ascendente ou descendente). A direção e as medidas da curva de crescimento são mais importantes do que o percentil em si.

O percentil indica o "intervalo" de peso e altura para uma determinada idade e sexo. Por exemplo, espera-se que 50% da população esteja abaixo do percentil 50; 90% da população abaixo do percentil 90. Metade das crianças da mesma idade situa-se normalmente entre o percentil 25 e 75, mas os pais e os profissionais de saúde não devem sentir-se pressionados a garantir que o peso da criança esteja próximo do percentil 50 em qualquer idade. [29] Muito poucos bebés crescem no mesmo percentil à nascença; pelo menos cerca de meio percentil sobe ou desce no primeiro ano de vida. As crianças que têm um peso elevado à nascença têm maior probabilidade de descer para um percentil inferior e as que têm baixo peso para um superior.

O processo de crescimento não é linear e a medição frequente das crianças não terá efeitos significativos nos gráficos de crescimento. [30]

Apesar da perceção de muitos pais, o percentil 50 não deve ser considerado como um tipo de objetivo para cada criança. As possíveis causas a ter em conta para os problemas de crescimento estão descritas no Quadro 5.

Quadro 5. Possíveis causas de anomalias na educação dos filhos

| Percentil | Causas possíveis | |
|---|---|---|
| **O percentil de aumento de peso** | Desequilíbrio energético | Ingestão excessiva de alimentos<br>Falta de atividade física |
| | Doenças endócrinas | Hipotiroidismo<br>Excesso de cortisol (Cushing) |
| | | Doenças da hipófise |
| | Doenças genéticas | Prader-Willi<br>Síndrome de Down |
| **Diminuição do percentil de peso** | Doenças crónicas | Doenças cardíacas, respiratórias, gastrointestinais e renais |

|  | Problemas físicos / desenvolvimento relacionado | Doenças neurológicas |
|---|---|---|
| **Percentil de altura em crescimento** | Doenças endócrinas | Hormona de crescimen to excesso Hipertiroidismo |
|  | Doenças crónicas | Anemia crónica Crónic a-renal insuficiência (renal, cardíaca) |
|  | Doenças genéticas | Cromossómica perturbações |
|  | Distúrbios nutricionais | Sec undário ou desnutrição primária |
| **Percentil para crescimento do perímetro cefálico** | Atrasado desenvolvimento |  |
| **Diminuição do percentil do perímetro cefálico** | Pré-natal | Abuso de substâncias tóxica s substâncias durante a maternidade |
|  | Complicações no nascimento |  |
|  | Anomalias cromossómicas |  |

O IMC é atualmente considerado como a medida padrão de crescimento aplicada ao papel. É também utilizado como indicador de complicações médicas e de obesidade.

O NHMRC sugere que o IMC acima do percentil 85 indica o estado de "excesso de peso" e o acima de 95 "obesidade". Reconhece-se que o estado do peso pode ser corrigido antes de o bebé atingir a maturidade.

Durante a infância, é possível observar sinais e indicadores de hipertensão ou dislipidemia, que se prolongam até à vida adulta. A mortalidade e a morbilidade aumentam para quem teve excesso de peso ou obesidade na adolescência ou na infância, mesmo que não tenha problemas de peso nessa altura.

Há vários pontos que devem ser considerados ao interpretar os mapas de crescimento dos esquemas:

- As medições efectuadas uma única vez reflectem apenas o "tamanho" da criança na altura. As medições são necessárias periodicamente para avaliar o desenvolvimento.
- A avaliação envolve a análise da trajetória de crescimento: peso - idade, altura - idade, peso - altura (abaixo dos 2 anos) ou IMC - idade para determinar se a criança está a desenvolver-se de acordo com as curvas de crescimento.
- geralmente, as posições no mapa das medidas antropométricas de crescimento (ex. comprimento/altura, peso, perímetro cefálico) serão semelhantes às da criança normal, com uma diferença significativa se houver um problema potencial.
- quanto mais desviadas as medidas antropométricas, maior a probabilidade de ter problemas de saúde.
- apesar da perceção de muitos pais, o percentil 50 é o objetivo para todas as crianças.
- a direção da medição é mais importante do que o próprio percentil.
- O IMC para a idade é uma ferramenta eficaz para identificar crianças com excesso de gordura; no entanto, não é uma ferramenta de diagnóstico. É menos afetado pelas diferenças na puberdade do que os simples mapas de peso ou altura. A decisão sobre se uma criança tem excesso de peso ou é obesa requer informações adicionais sobre o estado da puberdade, comorbilidades, história familiar e etnia, nível de atividade física. Entre outras medidas antropométricas, as medições periódicas do IMC e o mapa de interpretação do IMC são mais informativos do que o

próprio valor do IMC.

- Percentis de IMC as crianças que excedem a direção de crescimento podem estar em risco de se tornarem obesas ou com excesso de peso. Um aumento do IMC pode estar associado a um aumento da gordura corporal e do músculo.

Tabela 6. Taxas de limitação

0-2 anos

| **Crescimento do estado** | **Indicador** | Percentil |
|---|---|---|
| Não cultivado | Peso - idade | < 3 |
| Crescimento insuficiente grave | | < 0,1 |
| Malnutrição | Comprimento - idade | < 3 |
| Desnutrição grave | | < 0,1 |
| Malnutrição | Peso - comprimento | < 3 |
| Desnutrição grave | | < 0,1 |
| Riscas de excesso de peso | | > 85 |
| Excesso de peso | | > 97 |
| Obesidade | | > 99,9 |

2 -19 anos

| **Crescimento do estado** | **Indicador** | **Percentil** | |
|---|---|---|---|
| | | **2-5 anos** | **5-19 anos** |
| Não cultivado | Peso - idade | < 3 | < 3 |
| Crescimento insuficiente grave | | < 0,1 | < 0,1 |
| Malnutrição | Comprimento - idade | < 3 | < 3 |
| Desnutrição grave | | < 0,1 | < 0,1 |
| Malnutrição | IMC - idade | < 3 | < 3 |
| Desnutrição grave | | < 0,1 | < 0,1 |
| Riscas de excesso de peso | | > 85 | Não aplicável |
| Excesso de peso | | > 97 | > 85 |
| Obesidade | | > 99,9 | > 97 |
| Obesidade grave | | Não aplicável | > 99,9 |

[22]

## Tratamento da obesidade nas crianças

## 3.1 Prevenção da obesidade

Dadas as dificuldades comportamentais relacionadas com a perda de peso, a manutenção dos seus custos operacionais e os efeitos secundários dos medicamentos e da cirurgia, a prevenção da obesidade deve estar em primeiro plano. Os esforços devem começar cedo na vida, porque a obesidade infantil é suscetível de persistir na idade adulta. Assim, a infância é uma oportunidade importante para definir comportamentos de alimentação saudável e de atividade física que podem prevenir a obesidade.

A prevenção da obesidade deve visar todas as crianças desde o nascimento. Os comportamentos relacionados com estilos de vida saudáveis que previnem a obesidade, em vez de intervenções para corrigir o peso, devem ser iniciados em crianças com IMC normal (percentil 5-84).

Os profissionais de saúde devem estar conscientes do risco acrescido que correm as crianças com pais obesos e aquelas cujas mães tiveram diabetes gestacional. É certo que as crianças com um ou ambos os pais obesos têm um risco muito maior de desenvolver obesidade na infância ou na adolescência, mesmo que o seu peso seja normal atualmente.

Comportamentos encorajados:

O Comité de Peritos recomenda que os médicos encorajem os doentes e as famílias a adotar e manter determinados aspectos da nutrição e da atividade física:

- limitar o consumo de bebidas açucaradas;
- incentivar o consumo de frutas e legumes nas quantidades indicadas; as recomendações actuais do Departamento de Agricultura dos Estados Unidos (USDA) são de nove porções por dia, consoante a idade;
- limitar o visionamento da televisão ou de outros dispositivos (a Academia Americana de Pediatria recomenda a proibição do visionamento da televisão antes dos 2 anos) até 2 horas por dia e retirar a televisão e outros ecrãs do resto da criança;
- que serve pequeno-almoço diariamente;
- limitar as refeições, especialmente as de fast-food;
- incentivar as famílias a tomarem as refeições em conjunto (estão associadas a uma

alimentação de melhor qualidade e a uma baixa prevalência de obesidade);

• limitar as porções e os produtos que contenham mais de uma porção / dose;

• uma dieta rica em cálcio (o USDA fornece recomendações sobre a quantidade necessária para a idade);

• ingerir quantidades adequadas de fibras alimentares;

• uma alimentação equilibrada em termos de macronutrientes (gorduras, hidratos de carbono e proteínas);

• incentivar a alimentação natural exclusivamente até aos 6 meses de idade, iniciando depois a diversificação;

• promoção de atividade física moderada ou vigorosa durante pelo menos 60 minutos por dia;

• limitar o consumo de alimentos de elevado valor energético; [23]

## 3.2 Tratamento nutricional da obesidade infantil

O objetivo do tratamento nutricional da obesidade nas crianças é aumentar os efeitos físicos a longo prazo através de comportamentos saudáveis permanentes. A implementação destes comportamentos irá melhorar o peso (perda de peso ou manutenção do peso) de algumas crianças, mas outras crianças precisarão de ajuda extra para atingir um balanço energético negativo. A saúde emocional (autoestima e atitudes em relação à alimentação adequadas ao próprio corpo) é importante. Para atingir estes objectivos, o tratamento recomenda uma abordagem por etapas, com quatro fases de tratamento com intensidade crescente. Os doentes podem começar com o ritmo menos intenso, seguindo esse caminho até ao aumento da intensidade, dependendo da resposta ao tratamento, da idade, do estádio de obesidade, dos riscos para a saúde ou da motivação.

### Etapas do tratamento da obesidade infantil

### Etapa 1: prevenção

No primeiro passo, os doentes com excesso de peso ou obesidade e as suas famílias podem concentrar-se num estilo de vida saudável que envolva uma dieta equilibrada e atividade física, formando estratégias para a prevenção da obesidade:

• consumo $\geq$ 5 porções de frutas e legumes por dia. As famílias podem aumentar o número de porções por dia para 9, de acordo com as recomendações do USDA. O

USDA recomenda que o número de chávenas de frutas e legumes de acordo com a idade 2 (2 anos), 4,5 chávenas (17-18).

- minimizar as bebidas açucaradas, como sumos, bebidas para spotrivi. Idealmente, devem ser completamente eliminados da dieta, mas para aqueles que consomem grandes quantidades, devem ser limitados a 1 porção/dia.
- diminuir o tempo de visualização da TV (ou outro ecrã) em ≤ 1 hora / dia.
- Atividade física ≥ 1 hora / dia (desporto, dança, artes marciais, ciclismo, caminhadas, etc.).
- preparação de refeições em casa.
- comer com a família pelo menos 5-6 vezes por semana.
- tomar um pequeno-almoço saudável todos os dias.
- Envolver toda a família na mudança de estilo de vida.

## Etapa 2: gestão estruturada do peso

Planear a nutrição e a atividade física para além da Etapa 1:

- uma dieta planeada, equilibrada em macronutrientes, centrada em alimentos de baixa densidade energética (aqueles com alimentos com elevado teor de fibras ou água), é constituída por um especialista em nutrição.
- refeições estruturadas diariamente, lanches planeados (pequeno-almoço, almoço, jantar, lanches 1-2).
- Reduzir o visionamento de televisão para menos de 1 hora/dia.
- Atividade física diária durante 60 minutos.
- monitorizar estes comportamentos através de um registo (anotar o que os membros da família podem comer, a quantidade de atividade física que fazem a ver televisão, etc.)

## Etapa 3: Intervenção Multidisciplinar

Esta abordagem aumenta a intensidade da mudança de comportamento e a frequência das visitas dos especialistas envolvidos.

- um programa estruturado para monitorizar a nutrição e a atividade física.
- balanço energético negativo resultante de alterações alimentares e da atividade física.

• participação dos pais nas mudanças de comportamento necessárias em crianças <12 anos.

• avaliação sistemática das medições antopométricas, da dieta e da atividade física em intervalos definidos.

## Etapa 4: intervenção terciária

A intervenção nesta categoria pode ser proposta a pessoas com obesidade grave.

Os candidatos têm em conta o que deve ter passado por outras intervenções e têm a maturidade para compreender os possíveis riscos, estar dispostos a praticar atividade física e a ter uma alimentação saudável.

Medicação: dois fármacos têm sido utilizados em adolescentes. A sibutramina, um inibidor da recaptação da serotonina, aumenta a perda de peso em adolescentes que estavam num programa enfraquecido por dieta restritiva e exercício. Os adolescentes que receberam este medicamento perderam mais 3 kg do que os restantes.

Orlistat, o medicamento causa inibição da absorção de gordura no intestino delgado resultou em maior perda de peso do que aqueles que falaram apenas através de dieta e exercício. A Food and Drug Administration aprovou > sibutramina em pacientes com 16 anos e orlistat em pacientes com > 12 anos.

Dieta de elevada restrição calórica: existem poucos dados científicos sobre a dieta de elevada restrição calórica.

Cirurgia bariátrica: alguns centros de cirurgia bariátrica oferecem aos jovens doentes a banda gástrica ou o bzpass gástrico. Este tratamento leva a uma rápida perda de peso e melhora o estado de saúde. Os critérios de seleção incluem: IMC ≥ 40kg / m2, idade de 13 anos para as raparigas, 15 para os rapazes, maturidade emocional e cognitiva e esforços prolongados para perder peso durante um período superior a 6 meses. [23]

# II CONTRIBUIÇÕES PESSOAIS

## Campo de saúde para crianças com excesso de peso, Straja, 19 de julho a 9 de agosto de 2015

### 1. Introdução

A obesidade em crianças e adolescentes é definida como um índice de massa corporal (IMC) superior ao percentil 95, ou seja, em comparação com 95% das crianças da mesma idade e sexo, e o excesso de peso como um índice de massa corporal (IMC) superior ao percentil 85.

Nas últimas duas décadas, o excesso de peso e a obesidade em crianças e adolescentes atingiram proporções epidémicas, tornando-se um importante problema nutricional mundial. Por esse motivo, a doença foi considerada século XXI.

Estudos efectuados nos últimos anos indicam que a prevalência da obesidade infantil duplicou nos últimos 30 anos, tanto nos países desenvolvidos como nos países em desenvolvimento. De acordo com um estudo efectuado em 79 países, a OMS estimou que existem 250 milhões de obesos em todo o mundo, incluindo cerca de 22 milhões de crianças com menos de 5 anos, sublinhando a ideia de que 50% das crianças obesas se tornarão adultos obesos

A obesidade infantil causa uma série de complicações graves e aumenta o risco de doença prematura e de diminuição da esperança de vida, o que preocupa cada vez mais o pessoal médico encarregue de lidar com estas questões. Os resultados da investigação fornecem novos conhecimentos sobre as bases fisiológicas da regulação do peso corporal. No entanto, o tratamento da obesidade infantil continua a ser largamente ineficaz. Dado o seu rápido desenvolvimento em diferentes populações, a epidemia de obesidade infantil pode ser atribuída principalmente a factores ambientais negativos, existindo soluções para a sua regulação.

A obesidade na infância e na adolescência tem sido associada a muitas complicações, incluindo uma variedade de complicações de saúde, como hipertensão, dislipidemia, aterosclerose, síndrome metabólica, diabetes tipo 2, distúrbios do sono e esteatose hepática não alcoólica, bem como efeitos psicológicos como estigma, discriminação, depressão e trauma emocional.

O desenvolvimento de excesso de peso na infância e implícito na idade adulta envolve factores que influenciam a alimentação e a atividade física, aumentando o risco de obesidade e de doenças cardiovasculares.

Estes factores incluem:

- Pessoal (crenças, atitudes, experiências culturais);
- comportamentais (de preferência através de uma alimentação rica em calorias, gorduras e açúcares adicionados);
- ligados ao ambiente (ambiente doméstico, escolar, comunitário, disponibilidade de alimentos e respetivo custo);
- sociais (normas culturais, marketing e publicidade no sector alimentar, redes sociais, desenvolvimento tecnológico);
- fisiológicos (vida intra-uterina e mecanismos apetitutului que regulam a saciedade, o metabolismo das gorduras e a predisposição genética);

**Objectivos do estudo**

1. Avaliação do estado nutricional de um grupo de 28 crianças num campo organizado por um período de 3 semanas.
2. Avaliação dos efeitos de um programa sobre os parâmetros antipométricos multifactoriais e o peso.
3. A implementação de hábitos saudáveis no que respeita aos hábitos alimentares, à atitude em relação aos alimentos e ao seu corpo.
4. educação nutricional das crianças, a fim de estabelecer conhecimentos básicos sobre alimentação saudável.
5. Tratamento de controlo da perda de peso, cobrindo todas as necessidades nutricionais para a sua idade.
6. Hábitos de aprendizagem específicos relativos à composição das refeições, ao consumo de todos os grupos de alimentos e à prevenção de alimentos não saudáveis.
7. Continuar o estilo de vida saudável no campo e aprendido em casa com acompanhamentos periódicos.

## 2. Material e métodos

Foram medidos os seguintes índices antropométricos

- medição do peso atual (com uma balança), da altura (com um taliómetro);
- determinação da percentagem de gordura corporal total (utilizando uma balança com bioimpedância);
- determinação da circunferência do braço (medida no ponto médio entre a parte superior do ombro e a ponta do cotovelo), do peito (esta medida é tomada a partir do meio do esterno), do abdómen (a crista ilíaca), da anca e da coxa;

O grupo de estudo era constituído por 28 crianças (14 raparigas e 14 rapazes) com idades compreendidas entre os 8 e os 17 anos. Foram incluídas com base na participação eleitoral no campo, todas elas provenientes de zonas urbanas.

Cálculo e interpretação do IMC:

Obter uma medição exacta do peso (G) e do tamanho (T);

- Seleção de gráficos de crescimento adequados: IMC 2-20 anos / rapazes ou raparigas (CDC e AAP recomendam gráficos de IMC 2-20 anos / idade / sexo, excesso de peso e obesidade como rastreio);
- Determinação do IMC IMC = peso atual (kg) / Talia2 (m2)
- Indicação do crescimento do IMC no mapa
- Interpretação do IMC

Figura 3: Gráficos de crescimento do IMC dos 2-20 anos para rapazes / raparigas

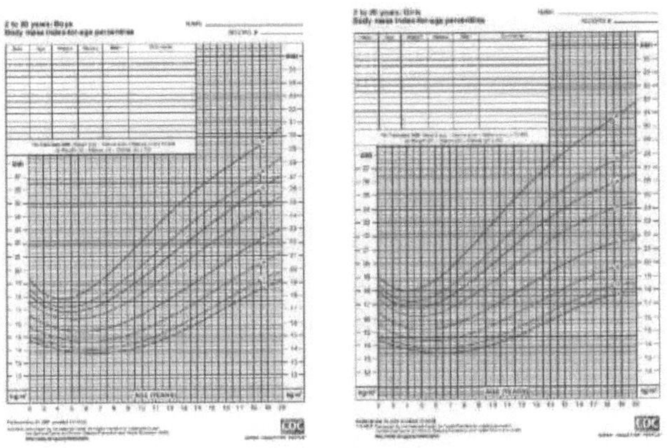

O lote alvo de crianças foi observado durante as 3 semanas de acampamento, sendo efectuadas medições iniciais, intermédias e finais. Os factores que contribuíram para

o resultado final são o plano alimentar bem estabelecido, de 1.400 calorias/dia, distribuídas por 5 refeições (três principais e dois lanches), a atividade física diária, de alta intensidade (cerca de 5-6 horas de atividade física/dia), bem como o acompanhamento psicológico às crianças.

Figura 4: Menu modelo (1400 kcal)

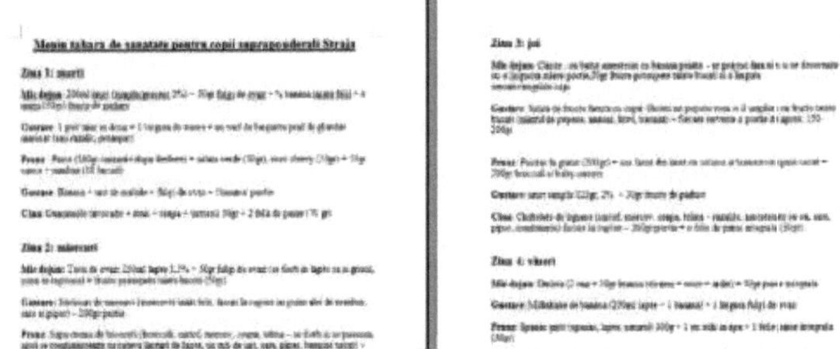

**Estrutura do menu:**

As necessidades calóricas foram calculadas com base nas recomendações das Diretrizes Dietéticas para os Americanos do HHS / USDA, 2010, que especificam o seguimento calórico necessário:

9-13 anos: 1.400 a 1.600 kcal (sedentário); 1.600 a 2.000 kcal (moderadamente ativo); 1.800 a 2.200 kcal (muito ativo);

14-18: 1.800 kcal (sedentário); 2.000 kcal (moderadamente ativo); 2.400 kcal (muito ativo);

Dado que todos os 16 são sedentários, calculou as necessidades calóricas médias com base na idade e o valor resultante é de 1525 kcal.

As necessidades calóricas foram divididas em cinco refeições (três principais e dois lanches) no seguinte formato:

Pequeno-almoço - 30% das calorias totais (450kcal)

Degustação 1-10% das calorias totais (150kcal)

Almoço - 30% das calorias totais (450 kcal)

Degustação 2-10% das calorias totais (150kcal)

Jantar - 20% das calorias totais (300 kcal)

Dado que todos os 16 são sedentários, calculou as necessidades calóricas médias com base na idade e o valor resultante é de 1525 kcal.

As necessidades calóricas foram divididas em cinco refeições (três principais e dois lanches) no seguinte formato: Pequeno-almoço - 30% do total de calorias (450kcal)

Degustação 1-10% das calorias totais (150kcal)

Almoço - 30% das calorias totais (450 kcal)

Degustação 2-10% das calorias totais (150kcal)

Jantar - 20% das calorias totais (300 kcal)

Além disso, a distribuição dos macronutrientes obedeceu à seguinte estrutura:

Hidratos de carbono - 50% do total de calorias, representados por hidratos de carbono complexos provenientes de alimentos integrais (pão integral, arroz integral, massa, polenta, aveia, trigo, cevada, frutos secos, sementes, etc.)

Proteínas - 15% do total de calorias, sendo 50% de origem animal (frango, peru, carne de vaca, peixe, ovos, leite, queijo, iogurte) e 50% de origem vegetal (feijão, ervilhas, lentilhas, grão-de-bico, etc.).

Lípidos - 30% do total de calorias diárias como maioria mono e polinsaturada (óleos vegetais, abacate, óleo de peixe gordo) e menos saturada (gordura animal, etc.).

## 3. Resultados e discussão

**INICIAL**

Table 8. Medidas iniciais do lote de crianças (20 de julho de 2015)

Table 9.

| N o | Iniciais | Gende r | Idade | Pesar t | Alto t | Percentagem de gordura corporal | IMC | Interpretação |
|---|---|---|---|---|---|---|---|---|
| 1 | BA | F | 12 anos | 65,6 kg | 147 cm | 36,1 % | 26,19 | Excesso de peso/obesidade y |
| 2 | AB | M | 10 anos | 44,6 kg | 140 cm | 27,3 % | 22,75 | Excesso de peso |
| 3 | BR | M | 13 anos | 78,8 kg | 162 cm | 44,2 % | 30,02 | Obesidade |
| 4 | BS | M | 10 anos | 63,9 kg | 148 cm | 36,4 % | 29,17 | Obesidade |
| 5 | CD | F | 8 anos | 38,2 kg | 146 cm | 30,0 % | 20,65 | Excesso de peso |
| 6 | CE | M | 13 anos | 76,9 kg | 174 cm | 26,6 % | 25,39 | Excesso de peso |
| 7 | CL | F | 17 anos | 59,1 kg | 158 cm | 27,5 % | 23,67 | Peso normal |
| 8 | CV | M | 12 anos | 70,5 kg | 153 cm | 30,8 % | 30,11 | Obesidade |
| 9 | DA | M | 13 anos | 109 kg | 181 cm | 37,3 % | 33,27 | Obesidade |
| 10 | FA | F | 17 ano | 55,8 kg | 160 cm | 20,4 % | 21,79 | Peso normal |

| | | | s | | | | | |
|---|---|---|---|---|---|---|---|---|
| 11 | AF | M | 9 anos | 54,3 kg | 144 cm | 34,1 % | 26,18 | Obesidade |
| 12 | GS | M | 13 anos | 66,5 kg | 160 cm | 23,0 % | 25,97 | Excesso de peso/obesidade y |
| 13 | GT | F | 12 anos | 88,3 kg | 174 cm | 39,9 % | 29,16 | Obesidade |
| 14 | IC | F | 9 anos | 77,6 kg | 154 cm | 46,6 % | 32,72 | Obesidade |
| 15 | KN | F | 15 anos | 80,3 kg | 163 cm | 38,6 % | 30,22 | Obesidade |
| 16 | ME | F | 15 anos | 90,3 kg | 174 cm | 38,1 % | 29,82 | Obesidade |
| 17 | ML | M | 13 anos | 90,7 kg | 170 cm | 27,3 % | 31,38 | Obesidade |
| 18 | MC | M | 14 anos | 104,2 kg | 169 cm | 47,7 % | 36,48 | Obesidade |
| 19 | MD | M | 10 anos | 45,9 kg | 151 cm | 21,2 % | 21,13 | Excesso de peso |
| 20 | NT | M | 11 anos | 72,6 kg | 161 cm | 41,9 % | 28,00 | Obesidade |
| 21 | NR | M | 10 anos | 49,7 kg | 151 cm | 28,5 % | 21,79 | Excesso de peso |
| 22 | NE | F | 13 anos | 68,8 kg | 161 cm | 34,7 % | 26,54 | Excesso de peso/obesidade y |
| 23 | OM | F | 11 anos | 73,9 kg | 155 cm | 42,5 % | 30,75 | Obesidade |
| 24 | PI | F | 10 anos | 40,2 kg | 148 cm | 25,1 % | 18,35 | Peso normal |
| 25 | SG | F | 12 | 78,8 kg | 162 cm | 40,8 % | 30,0 | Obesidade |

| | | | anos | | | | 2 | |
|---|---|---|---|---|---|---|---|---|
| 26 | SP | M | 16 anos | 95 kg | 170 cm | 34,1 % | 32,87 | Obesidade |
| 27 | TI | F | 11 anos | 57,9 kg | 149 cm | 36,7 % | 26,07 | Obesidade |
| 28 | VB | F | 10 anos | 81,5 kg | 158 cm | 45,6 % | 32,64 | Obesidade |

Figura 5: Interpretação do lote de curvas de crescimento do IMC utilizando o CDC 2000 (2-20 anos IMC / idade / sexo)

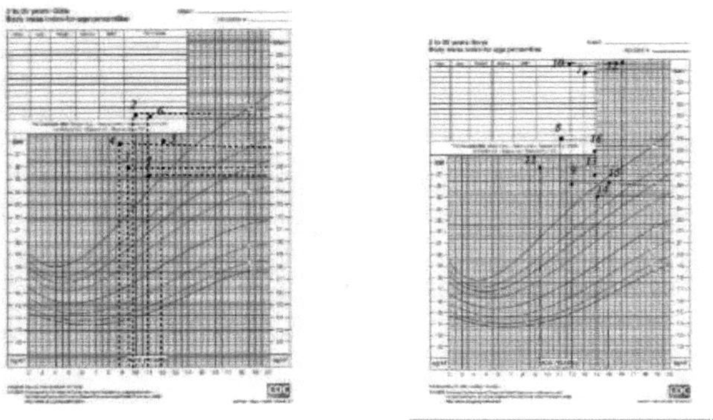

Table 9. Diferenças grupo final de crianças (10 de agosto de 2015)

**FINAL**

Tabela 9. Diferenças grupo final de crianças (10 de agosto de 2015)

| Não | Diferença de peso (kg) | Diferença de gordura corporal (%) |
|---|---|---|
| 1 | 56,6 - 52,4 | 36,1 - 33,4 |
| 2 | 44,6 - 40,1 | 27,3 - 24,4 |
| 3 | 78,8 - 74,4 | 44,2 - 36,8 |
| 4 | 63,9 - 59,9 | 36,4 - 35,8 |
| 5 | 38,2 - 35,1 | 30,0 - 24,1 |
| 6 | 76,9 - 71,6 | 26,6 - 22,4 |
| 7 | 59,1 - 56,7 | 27,5 - 23,9 |
| 8 | 70,5 - 66,9 | 30,8 - 27,2 |
| 9 | 109 - 100,4 | 37,3 - 34,4 |
| 10 | 55,8 - 54,4 | 20,4 - 17,6 |
| 11 | 54,3 - 50,0 | 34,1 - 31,8 |
| 12 | 66,5 - 61,4 | 23,0 - 22,2 |
| 13 | 88,3 - 85,1 | 39,9 - 38,3 |
| 14 | 77,6 - 72,2 | 46,6 - 44 |
| 15 | 80,3 - 77,4 | 38,6 - 37,1 |
| 16 | 90,3 - 84,2 | 38,1 - 35,4 |
| 17 | 90,7 - 83,7 | 27,3 - 24,6 |
| 18 | 104,2 - 96,2 | 47,7 - 43,3 |
| 19 | 45,9 - 44,1 | 21,2 - 18,9 |
| 20 | 72,6 - 66,1 | 41,9 - 35,3 |
| 21 | 49,7 - 45,1 | 28,5 - 25,4 |
| 22 | 68,8 - 64,2 | 34,7 - 31,3 |
| 23 | 73,9 - 69,4 | 42,5 - 40,0 |
| 24 | 40,2 - 37,9 | 25,1 - 22,3 |
| 25 | 78,8 - 73,8 | 40,8 - 38,0 |
| 26 | 95,0 - 88,8 | 34,1 - 27,3 |
| 27 | 57,9 - 54,7 | 36,7 - 34,3 |
| 28 | 81,5 - 75,6 | 45,6 - 42,8 |

## RESULTADOS

Tabela 10. Resultados da perda de peso e de centímetros perdidos, resultantes das medições das 28 crianças examinadas com antopometrista

| Não | Perda de peso (-kg) | Perda de gordura corporal (-%) |
|---|---|---|
| 1 | 4,2 | 2,7 |
| 2 | 4,5 | 2,9 |
| 3 | 4,4 | 7,4 |
| 4 | 4,0 | 0,6 |
| 5 | 3,1 | 5,9 |
| 6 | 5,3 | 4,2 |
| 7 | 2,4 | 3,6 |
| 8 | 3,6 | 3,6 |
| 9 | 8,6 | 2,9 |
| 10 | 1,4 | 2,8 |
| 11 | 4,3 | 2,3 |
| 12 | 5,1 | 0,8 |
| 13 | 3,2 | 1,6 |
| 14 | 5,4 | 2,6 |
| 15 | 2,9 | 1,5 |
| 16 | 6,1 | 2,7 |
| 17 | 7,0 | 2,7 |
| 18 | 8,0 | 4,4 |
| 19 | 1,8 | 2,3 |
| 20 | 6,5 | 6,6 |
| 21 | 4,6 | 3,1 |
| 22 | 4,6 | 3,4 |
| 23 | 4,5 | 2,5 |
| 24 | 2,3 | 2,8 |
| 25 | 5,0 | 2,8 |
| 26 | 6,2 | 6,8 |
| 27 | 3,2 | 2,4 |
| 28 | 5,9 | 2,8 |

No grupo-alvo das crianças dos 8 aos 17 anos, a prevalência de excesso de peso foi de

14,28% (4 de 28 crianças têm excesso de peso), 60% de obesidade (17 de 28 crianças são obesas), 14,28% são limítrofes de surapondere e obesidade (4 de 28) e 10,7% tinham peso normal (3 de 28).

O índice de massa corporal situou-se entre os valores de 18,35 (mínimo) e 36,48 (máximo), com uma média de 27,61.

Após três semanas de acampamento, temos os seguintes valores:

- o número de quilogramas perdidos: o valor mais alto foi perdido 8,6 kg, o valor mais baixo 1,4 kg com uma média de 4,575 kg. As crianças perderam um total de 128,1 kg.
- a percentagem de gordura perdida: o valor mais elevado foi de 7,4%, o mais baixo de 0,6%, com uma média de 3,23% de gordura perdida.

9-16 anos é um período crítico, quando aumenta a gordura corporal (IMC para a idade quando / sexo atinge um máximo), é considerado um período crítico, aumenta o risco de obesidade na infância. Durante este período podem produzir-se alterações nos órgãos, tecidos que podem ter repercussões negativas no futuro, se não houver uma intervenção na saúde das crianças. As crianças que têm excesso de peso ou apresentam um aumento rápido do IMC no pré-escolar têm uma maior probabilidade de se tornarem obesas na adolescência e mais tarde.

As declarações proferidas no acampamento visavam promover um estilo de vida saudável e corrigir estilos de vida antigos, considerando a obesidade um problema de saúde grave que pode causar complicações na idade adulta.

## 4. Conclusões

1. O programa multifatorial de 3 semanas resultou numa perda de peso média de 4,575 kg, o que representa uma média de 6,5% (o peso total do grupo é a média de 1969,9 kg e 70,35 kg).
2. Um tratamento eficaz (incluindo componentes de nutrição, atividade física e psicológicos) tem resultados satisfatórios que melhoram os estilos de vida das crianças com problemas de peso (uma perda de peso de 5% do peso corporal reduz o risco de complicações a longo prazo, como o risco de diabetes tipo 2, hipertensão, esteatose hepática, dislipidemia ou doença cardiovascular).
3. A perda de peso é recomendada de forma gradual para obter resultados duradouros, de modo a que um programa deste tipo seja mantido durante um longo período de tempo para atingir o peso ideal com base na idade das crianças.
4. A implementação de hábitos saudáveis, como o comportamento alimentar, a atitude em relação à comida e ao corpo, foi um fator decisivo no acampamento.
5. Educar as crianças em matéria de nutrição, a fim de estabelecer conhecimentos básicos sobre uma alimentação saudável, tendo em vista um estilo de vida saudável e ativo.
6. A perda de peso é terapêutica controlada, cobrindo todas as necessidades nutricionais para a sua idade.
7. Pretendia-se uma aprendizagem benéfica de hábitos relativos à composição das refeições, à ingestão de todos os grupos de alimentos e à prevenção de alimentos não saudáveis.
8. A continuação de um estilo de vida saudável no acampamento e aprendido em casa com o acompanhamento periódico da evolução das crianças, teve como efeito a manutenção do peso que atingiram no acampamento ou a diminuição até ao peso ideal.

## BIBLIOGRAFIA

[1] Hâncu N, Roman G, Vereşiu A, Diabetul zaharat, nuti'itia şi bolile metabolice, volumul I, Cluj-Napoca, Editura Echinox, 2010, p.3.

[2] Seraficeanu C, Nutritie clinica umana, Editura Medicala, Bucureşti, 2012, p. 161.

[3] Muntean RA, Obezitatea primara la copil - definite, epidemiologie, etiopatogenie, metode de evaluare , Revista Româna de Pediatrie, Vol. LIV, Nr. 3, 2005, pag. 260-291.

[4]** *http://www.who .int/child-adolescent-health, acesso em 06.07.2015.

[5] Barlow S, Expert Committee Recommendations Regarding the Prevention, Assessment, and Treatment of Child and Adolescent Overweight and Obesity: Summary Report, Pediatrics, 2007; 120: S164-S192.

[6] James PT, Obesidade: The worldwide epidemic. Clínicas em Dermatologia, 2004; 22:276-280.

[7] Lissau I, Epidemia de excesso de peso e obesidade nas crianças. Answer from European countries, International Journal of Relat Metab Disord 2004; 28:S10-15.

[8] Wallis C,The obesity warriors (Os guerreiros da obesidade), Time, 2004;163:96-104.

[9] Scott M, Becker D, Luther T, Cooper S, Denke A, Howard J et al. Painel de Peritos do Terceiro Relatório do Programa Nacional de Educação sobre o Colesterol (NCEP). Deteção, avaliação e tratamento do colesterol elevado no sangue em adultos (Painel de Tratamento de Adultos III), Publicação do NIH, 2001; 1: 3670.

[10] Franks PW, Hanson RL, Knowler WC, Sievers ML, Bennett PH, Looker HC, Obesidade Infantil, Outros Factores de Risco Cardiovascular e Morte Prematura, N Engl, J Med, 2010; 362:485-93.

[11] Hâncu N, Roman G, Vereşiu A, Diabetul zaharat, nutrijia şi bolile metabolice, volumul II, Cluj-Napoca, Editura Echinox, 2010, p.11-13.

[12] Mocanul V, Galeşanul C, Mandaşescu S, Haligal S, Badescu M, Depistarea şi prevenjia obezitatii la copii - considerajii practice, Revista Româna de Pediatrie, Volumul LX, 2011.

[13] Giosan A, Study regarding primary obesity in the case of children, Revista Româna de Statistica, 2012.

[14] Popa I, Brega D, Alexa A, Obezitatea copilului şi jesutul adipos, Editura Mirton, Timişoara, 2011, p. 325

[15] Anderson D, Mazurek B, Prevention and Early Treatment of Overweight and Obesity in Young Children: A Critical Review and Appraisal of the Evidence, Pediatr Nurs, 2007; 33(2):149-161.

[16] Lee Y, Consequences of Childhood Obesity,1 MMed (Paed Med), MRCP

(UK), MRCPCH, janeiro de 2009; 38(1).
[17] Rosenbloom AL, Silverstein JH, Amemiya S, Zeitler P, Klingensmith GJ. Type 2 diabetes in the child and adolescent, Pediatric Diabetes 2008; 9: 512-526.
[18] Wong K, Potter A, Mulvaney S, Russel W, Schlundt D, Rothman R, Pediatric Endocrinologists' Management of Children With Type 2 Diabetes, Diabetes Care, 2010; 33(3): 512-514.
[19] Reck U, Hauschild K, Korsten L, Baumstark M, Dickhuth H, Berg A, Frequency of secondary dyslipidemia in obese children ,Vasc Health Risk Manag. 2008; 4(5): 1089-1094.
[20] Hashemipour M, Soghrati M, Malek M, Soghrati M, Índices antropométricos associados à dislipidemia em crianças e adolescentes obesos: um estudo retrospetivo em Isfahan, ARYA Atheroscler., 2001; 7(1): 31-39.
[21] Zimmet P, Alberti K, George MM, Kaufman F, Tajima N, Silink M, Arslanian S, Wong G, Bennett P, Shaw J, Caprio S, The metabolic syndrome in children and adolescents - an IDF consensus report, Pediatric Diabetes, 2007; 8: 299-306.
[22] * * *https://www.dietitians.ca/Downloads/Public/tcg-position-paper.aspx, acesso em 06.07.2015.
[23] Barlow S, Expert Committee Recommendations Regarding the Prevention, Assessment, and Treatment of Child and Adolescent Overweight and Obesity: Summary Report, Pediatrics, 2007; 120, S164.
[24] Cole T, Bellizzi M, Flegal K, Dietz W, Establishing a standard definition for child overweight and obesity worldwide: international survey, BMJ, 2000; 320:16.
[25] Kuczmarski RJ, Ogden MRP, Guo SS, 2000 CDC Growth Charts for the United States: Methods and Development, National Center for Health Statistics, 2002; 11(246):1-203.
[26] DeOnis M et al., WHO Child Growth Standards, Ata Paediatrica, 2006; 95(450).
[27] Onyango AW et al., Field-Testing the WHO Child Growth Standards in Four Countries (Teste de campo dos padrões de crescimento infantil da OMS em quatro países). The Journal of Nutrition, 2007;137(1): 149-152.
[28] Onis et al., Development of a WHO growth reference for school-aged children and adolescents (Desenvolvimento de uma referência de crescimento da OMS para crianças e adolescentes em idade escolar), Bulletin of the World Health Organization, 2007; 85: 660667Freeman JV et al., Monitoring infant weight gain: advice for practitioners, Community Practitioner, 2006; 79(5):149-151.
[29] Cole T, Assessment of growth. Best Practice & Research Clinical Endocrinology & Metabolism, 2002; 16(3):383-398

# Índice

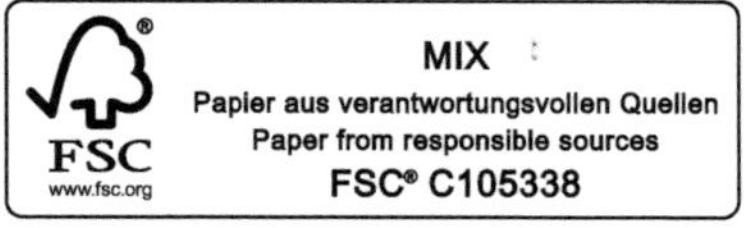


Printed by Books on Demand GmbH, Norderstedt / Germany